치매 예방을 위한

어르신들의
우리 옛것
색칠놀이

치매 예방을 위한

어르신들의
우리 옛것
색칠놀이

초판 1쇄 발행 | 2025년 01월 10일

그린이 | 김형진

발행인 | 김선희 · 대 표 | 김종대
펴낸곳 | 도서출판 매월당
책임편집 | 박옥훈 · 디자인 | 심서령 · 마케터 | 양진철 · 김용준

등록번호 | 388-2006-000018호
등록일 | 2005년 4월 7일
주소 | 경기도 부천시 소사구 중동로 71번길 39, 109동 1601호
　　　(송내동, 뉴서울아파트)
전화 | 032-666-1130 · 팩스 | 032-215-1130

ISBN 979-11-7029-255-5 (13650)

· 잘못된 책은 바꿔드립니다.
· 책값은 뒤표지에 있습니다.

이 책을 시작하며

나이가 들어감에 따라 마음과는 다르게 우리 몸은 여기저기 불편한 곳이 생겨나고 그로 인해 삶의 질은 떨어질 수밖에 없습니다. 소득 수준과 의료기술의 발전으로 한국인의 기대수명은 해마다 늘어나 2018년 기준으로 82.7세에 이르게 되었습니다. 그런데 질병 없이 건강하게 사는 기간인 건강수명은 해마다 조금씩 감소하여 2018년에는 64.4세에 불과하여, 질병을 안고 사는 기간이 18.3년이나 됩니다. 즉, 죽기 전 거의 20여 년을 질병과 싸우다 죽는다는 것입니다. 기대수명과 건강수명의 폭이 커질수록 노후의 투병 생활이 더 길어짐을 의미하는데, 우리의 건강수명이 다한 그 이후 삶의 질을 결정짓는 가장 큰 질병은 바로 치매입니다.

보건복지부 조사에 따르면 65세 이상 노인 인구 중 치매 환자가 2012년부터 해마다 20퍼센트씩 증가해 2041년에는 200만 명을 넘어설 것으로 추산하고 있습니다. 지금도 85세 이상 노인 인구 3명 중 1명은 치매를 앓고 있는데 30년 후에는 절반 이상이 앓게 된다는 것입니다.

치매가 정말 무서운 이유는 치료가 불가능하기 때문입니다. 따라서 치매는 걸리지 않는 것이 가장 효과적인 예방법입니다.

치매란 어떤 병인가

　치매는 후천적으로 기억, 언어, 판단력 등의 여러 영역의 인지 기능이 감소하여 일상생활을 제대로 수행하지 못하는 임상 증후군을 의미합니다. 치매에는 알츠하이머병이라 불리는 노인성 치매, 중풍 등으로 인해 생기는 혈관성 치매가 있으며, 이 밖에도 다양한 원인에 의한 치매가 있습니다.

　치매와 건망증은 다릅니다. 건망증은 일반적으로 기억력의 저하를 호소하지만, 지남력(현재 자신이 놓여 있는 상황을 올바르게 인식하는 능력)이나 판단력 등은 정상이어서 일상적인 생활에 지장을 주지 않습니다. 하지만 치매는 기억력 저하뿐 아니라 물건의 이름이 금방 떠오르지 않아 머뭇거리는 언어 장애, 길을 잃고 헤매는 시공간 파악 능력 저하, 거스름돈과 같은 잔돈을 주고받는 데 자꾸 실수가 생기는 계산 능력의 저하, 꼼꼼하고 의욕적이던 성격이 매사에 무관심해지는 성격의 변화, 우울증이 생기거나 수면 장애가 발생하는 감정의 변화 등 다양한 정신 능력에 장애가 발생함으로써 지적인 기능의 지속적 감퇴가 초래됩니다.

　그러므로 치매는 신경인지 기능의 점진적인 감퇴로 인해 일상생활 전반에 대한 수행 능력 장애가 초래되는 질환입니다. 현재까지 발생 기전이 확실히 규명되지 않았으며, 원인을 치료할 수 있는 치료법도 없으며 획기적인 치료제도 개발되지 못했습니다. 따라서 미리 예방하는 것이 중요합니다.

　일반적으로 권장되는 것은 두뇌 회전을 많이 시킬 수 있는 놀이나 독서입니다. 건전한 수준의 게임, 바둑, 카드놀이와 같은 종합적인 인지 능력을 요구하는 놀이가 건망증을 예방하는 데 도움이 됩니다. 또 신문

이나 책을 읽거나 글을 쓰는 것이 효과적인 예방법입니다. 건강한 식습관을 가지고 생선과 채소를 즐겨 먹고 적절한 운동을 병행합니다. 꾸준한 걷기 운동은 인지 기능을 유지하는 데 도움이 됩니다. 지나친 음주와 흡연을 삼가야 합니다. 술과 담배는 기억력 등의 인지 기능에 나쁜 영향을 미칩니다. 충분한 수면을 취하는 것이 좋습니다. 수면 부족은 기억력을 떨어뜨릴 수 있습니다. 메모하는 생활을 습관화하는 것이 좋습니다.

치매 예방과 치료에 효과적인 컬러링북

색깔로 마음을 치유한다는 말을 들어본 적이 있으신가요? 우리에게 색깔이 주는 효과는 의외로 많은데, 이처럼 색깔로 마음을 치유하는 방법을 '컬러테라피'라고 합니다. '색깔Color과 테라피Therapy'의 합성어인 컬러테라피는 색의 에너지와 성질을 심리 치료에 활용하여 스트레스를 완화하는 등의 효과를 얻을 수 있는 심리 요법입니다. 요즘에는 컬러테라피 중에서도 가장 접하기 쉬운 컬러링북이 인기입니다.

컬러링북은 정교하고 섬세한 밑그림에 다양한 색을 입힐 수 있게 만들어졌는데, 오로지 색칠하는 데만 몰입하게 되어 일상적으로 겪는 스트레스를 잠시 잊고 평온한 상태를 가질 수 있게 해줍니다. 또한 컬러링북은 자신이 어떤 색을 칠하느냐에 따라 결과물이 달라지므로, 자신만의 노력과 감정으로 하나의 작품이 완성되기 때문에 창의성과 성취감을 얻게 되면서, 스트레스를 푸는 것뿐만 아니라 심리적인 효과도 얻을 수 있습니다.

빨간색은 열정과 활력을 뜻하고, 노란색은 밝고 긍정적인 느낌을 전달하여 따뜻함, 행복감과 연관되는 컬러입니다. 파란색은 내향적이고 감수성이 예민한 사람이 주로 찾는 색으로, 정서적으로 불안하고 과도하게 흥분 상태일 때 신경을 안정시켜줍니다. 또한 분홍색은 사랑스러운 느낌으로 포근함을 유발하며 고독감을 완화하고 편안한 마음과 안정감을 심어줍니다. 초록색은 생명력과 편안함을, 보라색은 신비함과 고귀함, 치유의 감정을 느끼게 해줍니다.

매일 이와 같은 다양한 색깔로 책을 채워나가면서 정신의 활력을 얻을 수 있는 것이 컬러링북의 가장 큰 장점입니다. 전문가들은 컬러링북에 색을 칠하며 몰입하는 활동만으로도 명상과 유사한 효과가 있다고 말했을 정도로 그 효과가 입증되고 있습니다. 실제 해외 언론에 따르면 컬러링북에 색을 칠하면 우울증 증상이 완화되고 불안 장애가 감소한다는 결과가 발표되기도 했습니다. 중년층 이상에서는 치매 예방의 효과까지 기대해 볼 수 있습니다.

지금 당장은 아무런 문제가 없지만 언제 찾아올지 모르는 무서운 질병 '치매'를 예방하는 차원에서, 그리고 최근 들어 기억력 저하가 의심되는 분들을 위해 만든 이 책《치매 예방을 위한 어르신들의 우리 옛것 색칠놀이》를 통해 남은 인생의 새로운 봄을 기대하며 하루하루 삶의 재미를 찾으시면 좋겠습니다.

차례

제1장 우리 옷 한복

돌복 혼례복 왕과 왕비 옷 관복

양반 평상복 평민 평상복 기생 옷

제2장 우리 장신구

족두리와 화관 비녀 떨잠 댕기

노리개 장도 복주머니 갓

제3장 우리 음식

 떡국

 오곡밥과 나물

 송편

 비빔밥

 구절판

동지팥죽

약과와 식혜

 다식과 수정과

제4장 우리 놀이

 농악놀이

 쥐불놀이

 차전놀이

 투호

 제기차기

 사방치기

 딱지치기

 팽이치기

이 책을 시작하기 전에 일러두기

왼쪽 페이지의 채색된 그림은 하나의 예시이므로,
똑같이 그리지 않으셔도 됩니다.
원하는 색깔로 마음 편하게 색칠해 보세요.

제1장

우리 옷
한복

돌복

돌복은 어린아이가 태어난 날로부터 한 해가 되는 날을 기념하여 입히는 옷으로, 수壽와 부귀영화富貴榮華를 기원하는 뜻을 담았습니다.

혼례복

혼례복은 결혼하는 날에 신랑과 신부가 차려입는 예복으로, 선조들은 예로부터 혼례를 가리켜 '인륜대사人倫大事'라고 하여 사람의 일생에 한 번밖에 없는 가장 중대하고 기쁜 의례로 진행했으며, 가장 아름다우면서도 화려하게 만들었습니다.

왕과 왕비 옷

왕과 왕비 옷은 군주 국가에서 나라를 다스리는 우두머리인 왕과 그의 아내인 왕비가 입는 옷으로, 나라의 최고 통치자로서의 지배적 지위를 과시하려는 의도에서 사치스럽게 만들었습니다.

관복

관복은 옛날 벼슬아치들이 조정에 나아갈 때 입었던 예복으로,
당상관 이상의 문관 공복에는 쌍학흉배를, 무관 공복에는 쌍호흉배를 붙였습니다.

양반 평상복

양반은 고려와 조선 시대에 지배층을 이루던 신분으로, 원래 관료 체제를 이루는 동반(문관)과 서반(무관)을 일컬었으나 점차 그 가족이나 후손까지 포괄하여 이르게 되었습니다.

평민 평상복

평민은 벼슬이 없는 일반인을 말합니다.

기생 옷

기생은 잔치나 술자리에서 노래나 춤 또는 풍류로 흥을 돋우는 것을 직업으로 삼던 여성들로, 전통 가무를 보존하고 전승을 한 뛰어난 예술인이기도 했으며, 사회적으로는 천민 신분이었으나 직업적 특성에 따라 고급 옷감과 값비싼 장신구로 치장하기도 했습니다.

제2장

우리 장신구

족두리와 화관

족두리는 부녀자들이 예복을 입을 때에 머리에 얹던 관의 하나로, 위는 대개 여섯 모가 지고 아래는 둥글며, 보통 검은 비단으로 만들고 구슬로 꾸밉니다. 화관은 칠보로 꾸민 여자의 관으로, 예복을 입고 위엄 있는 몸가짐이나 차림새를 갖출 때 씁니다.

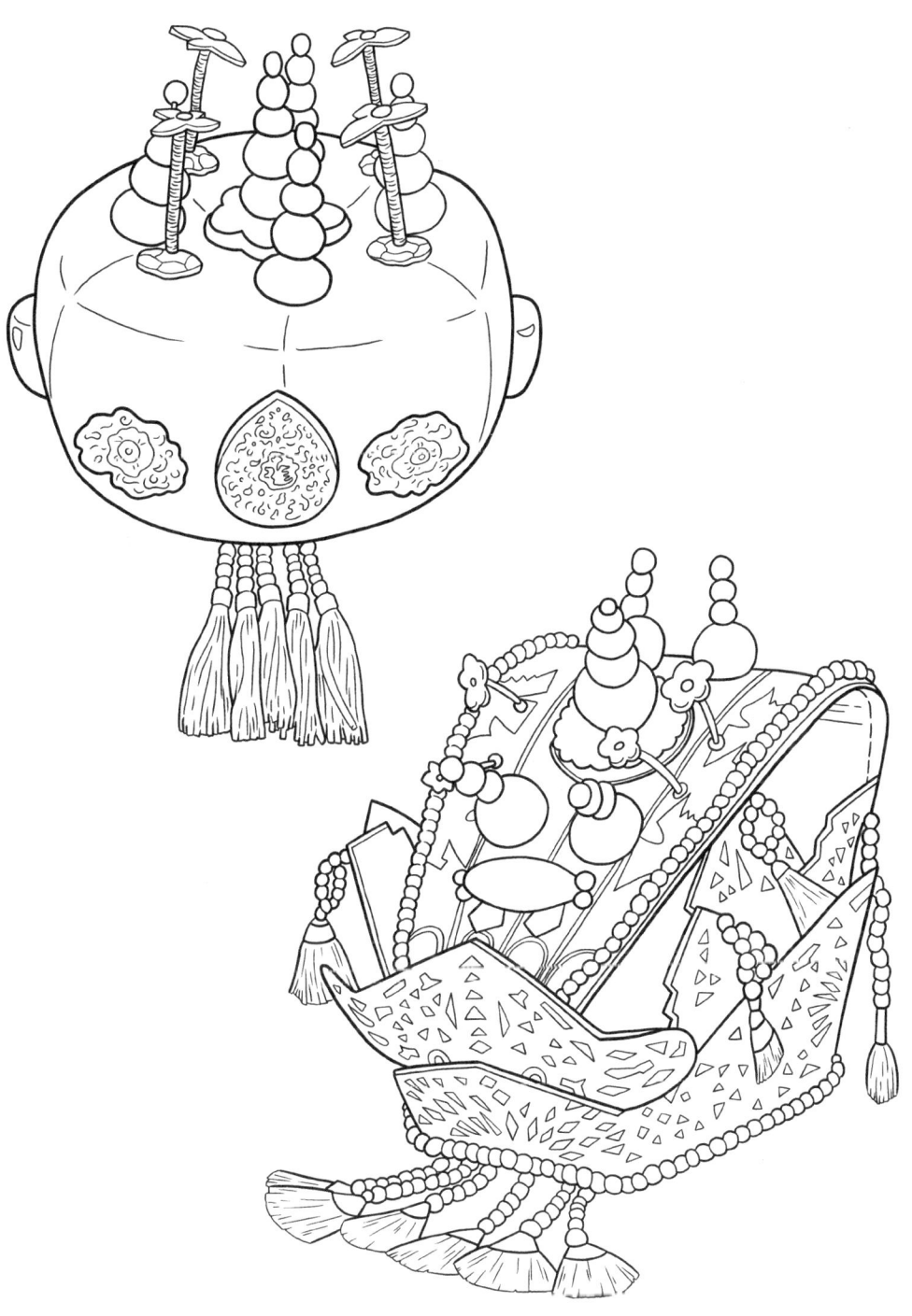

비녀

비녀는 여자의 쪽 찐 머리가 풀어지지 않도록 꽂는 장신구입니다.

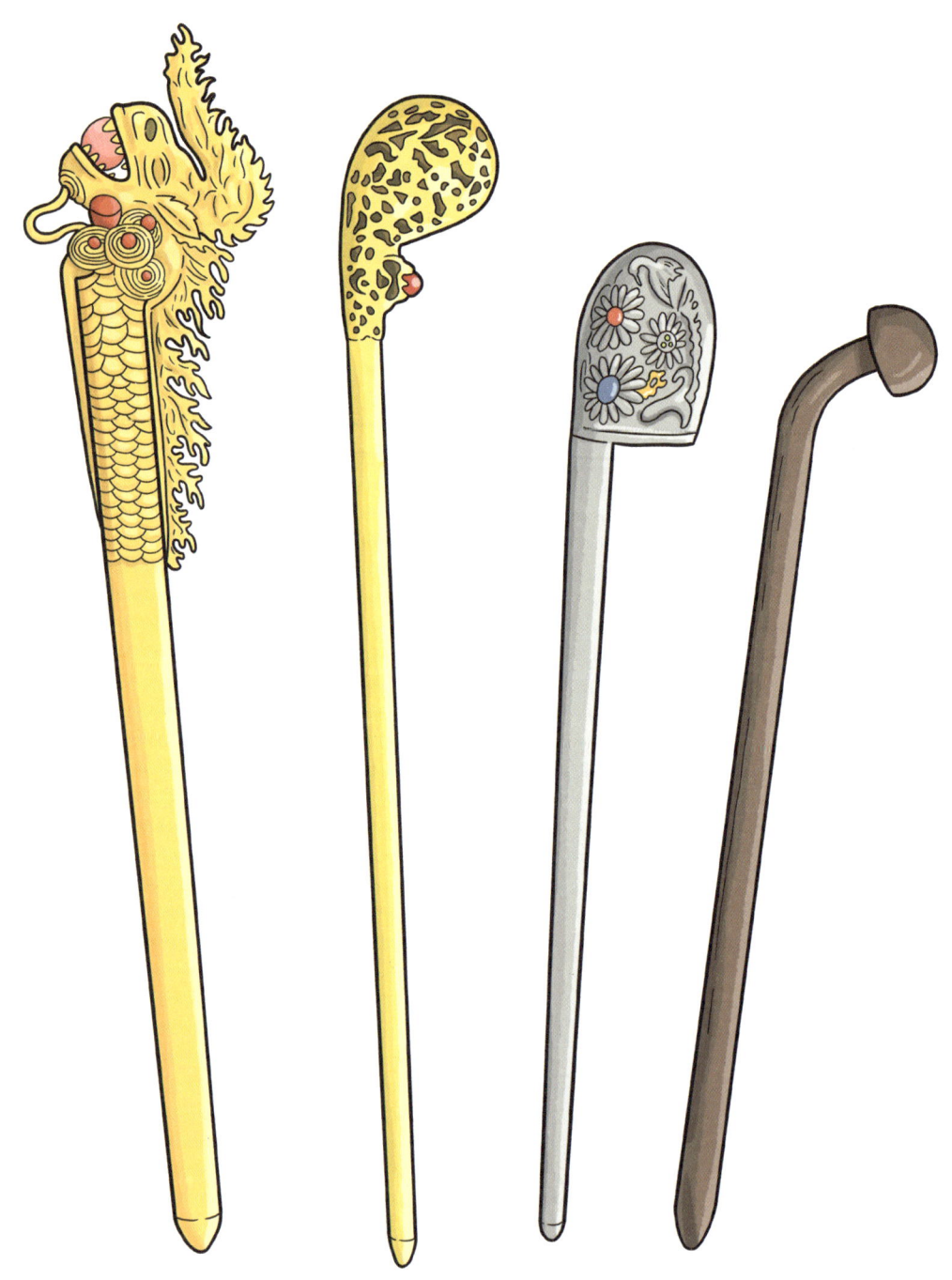

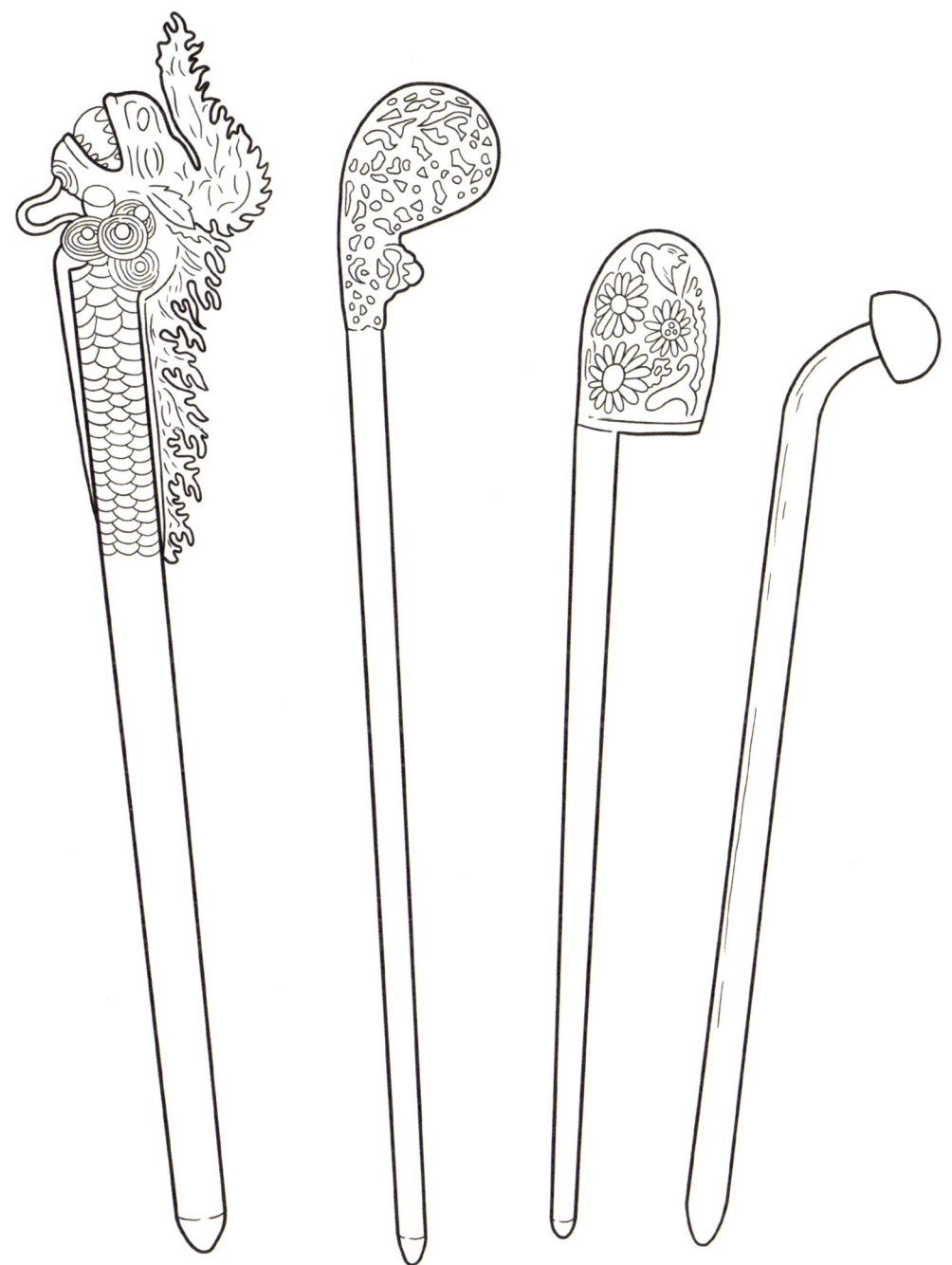

떨잠

떨잠은 머리꾸미개의 하나이며,
큰머리나 어여머리의 앞 중심과 양옆에 한 개씩 꽂습니다.

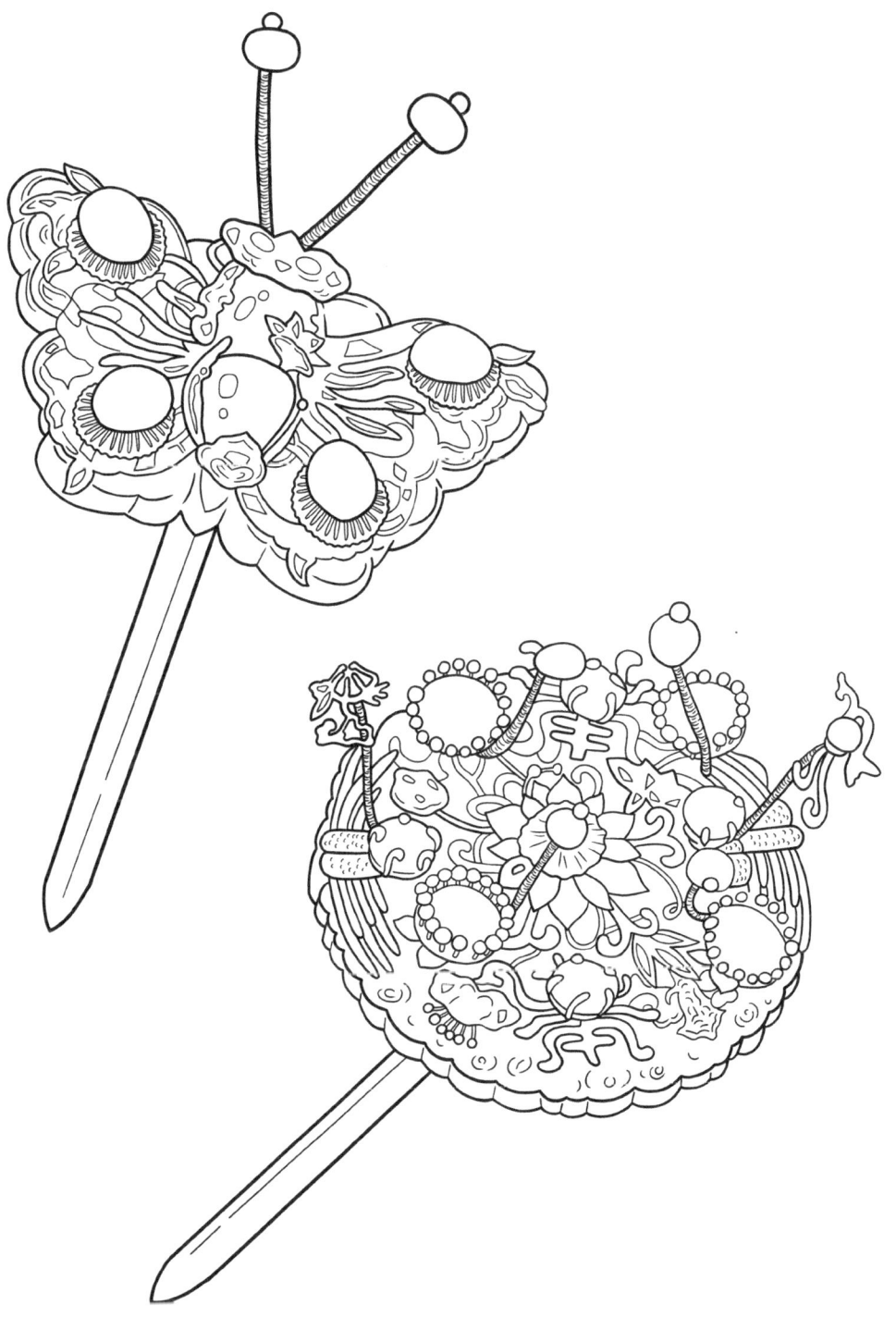

댕기

댕기는 길게 땋은 머리끝에 드리는 장식용 헝겊이나 끈을 말합니다.

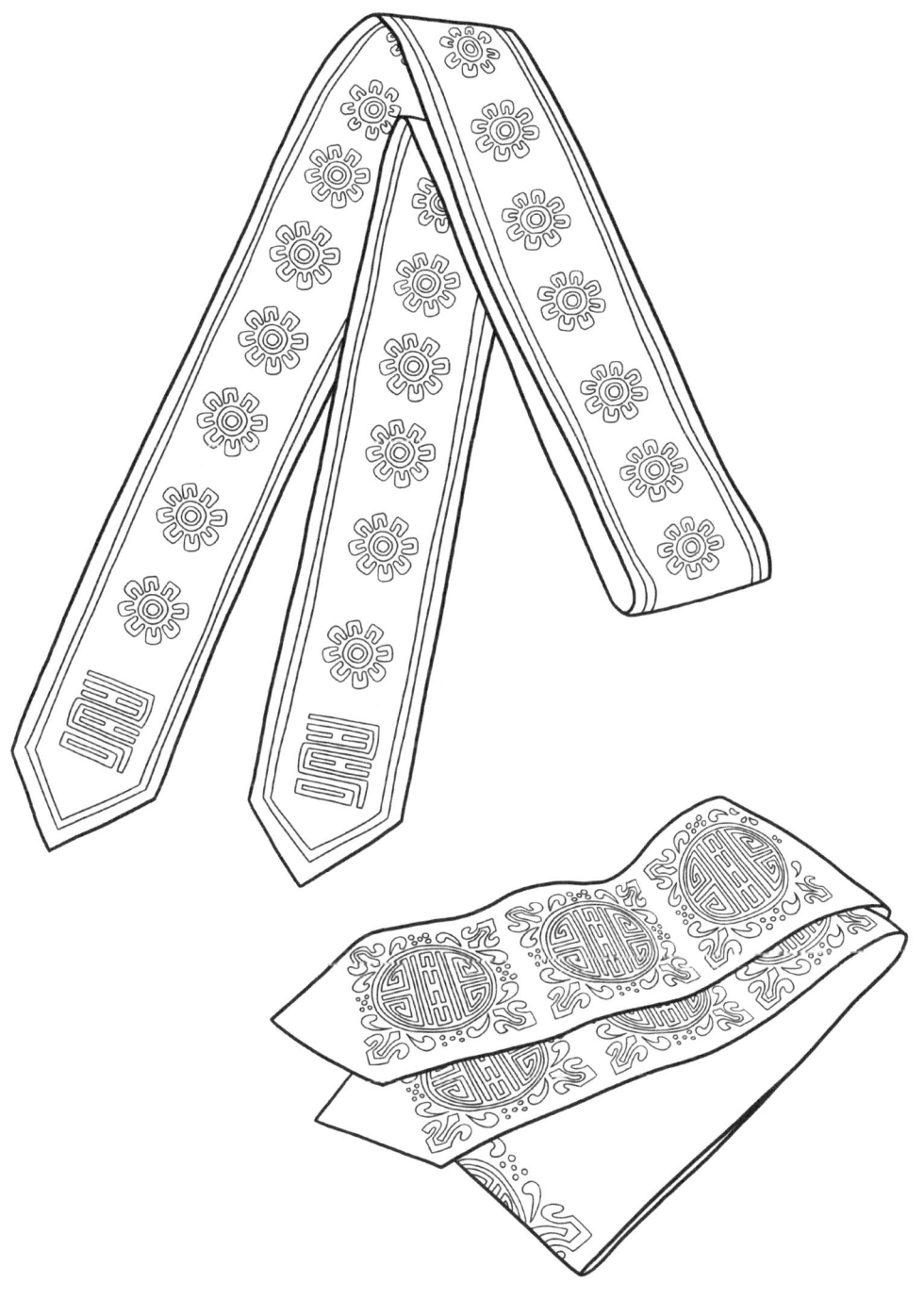

노리개

노리개는 여자들이 몸치장으로 한복 저고리의 고름이나 치마허리 따위에 매다는 물건으로, 금이나 은, 보석 따위에 명주실을 늘어뜨렸습니다.

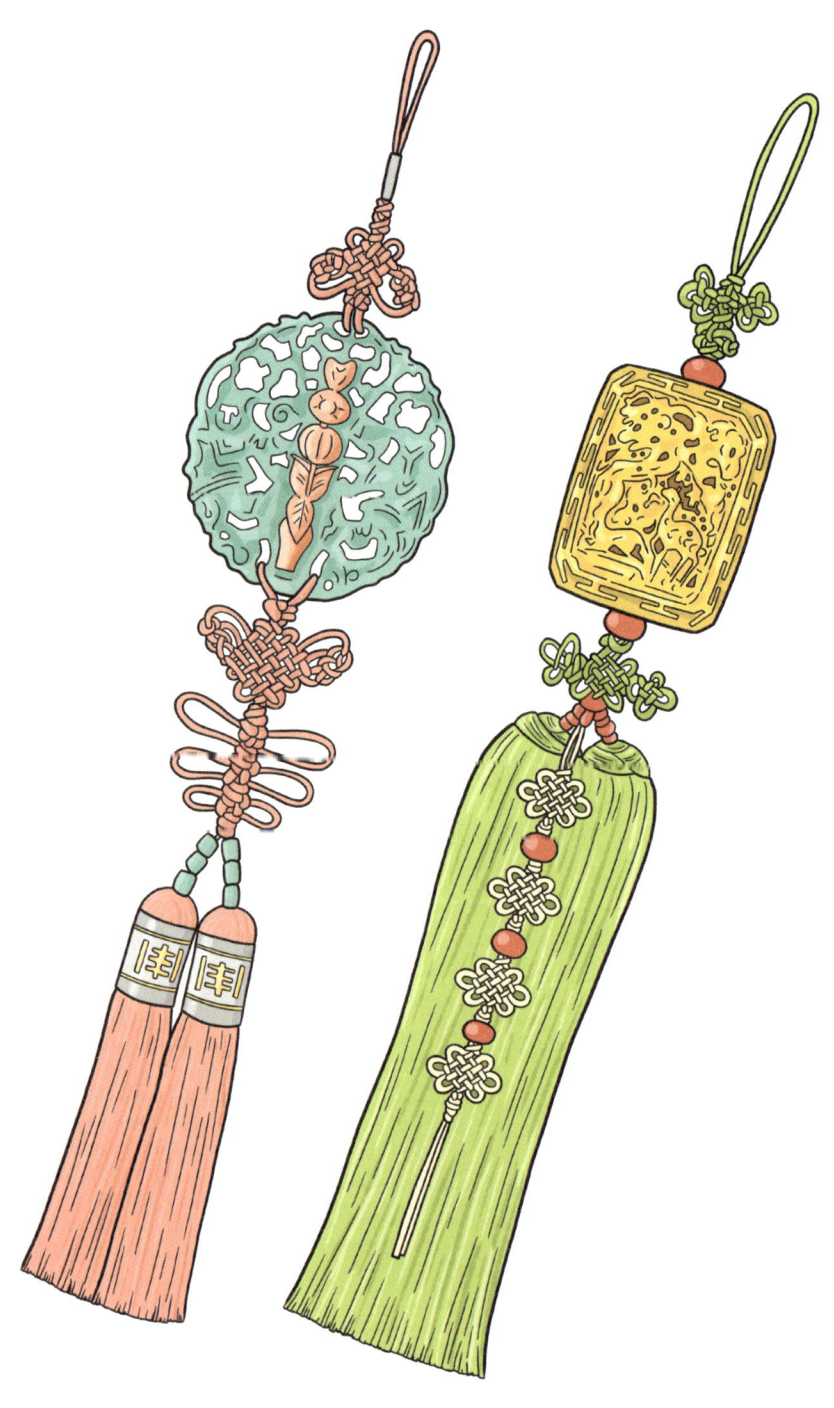

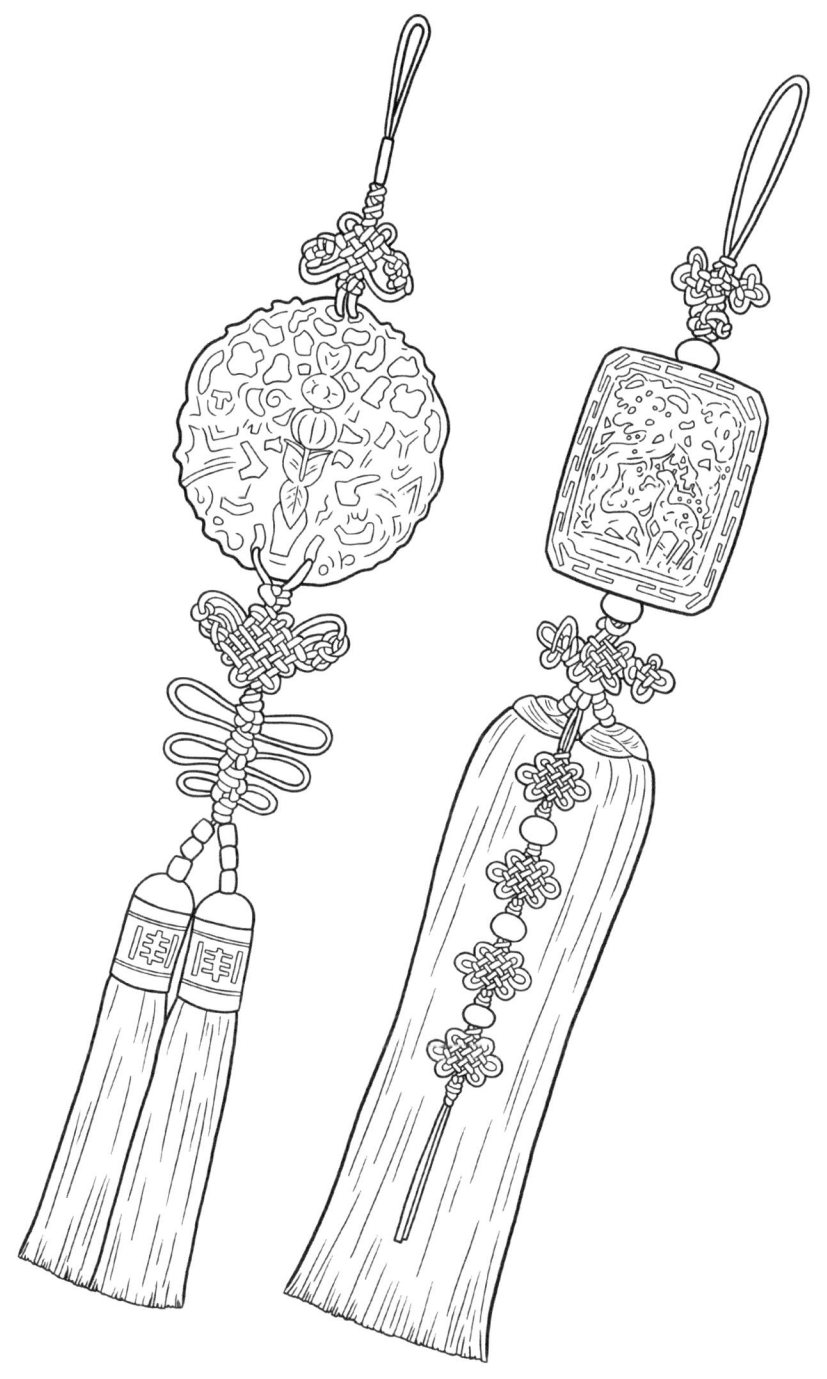

장도

장도는 주머니 속에 넣거나 옷고름에 늘 차고 다니는 칼집이 있는 작은 칼로, 호신 및 노리개의 용도로 찹니다.

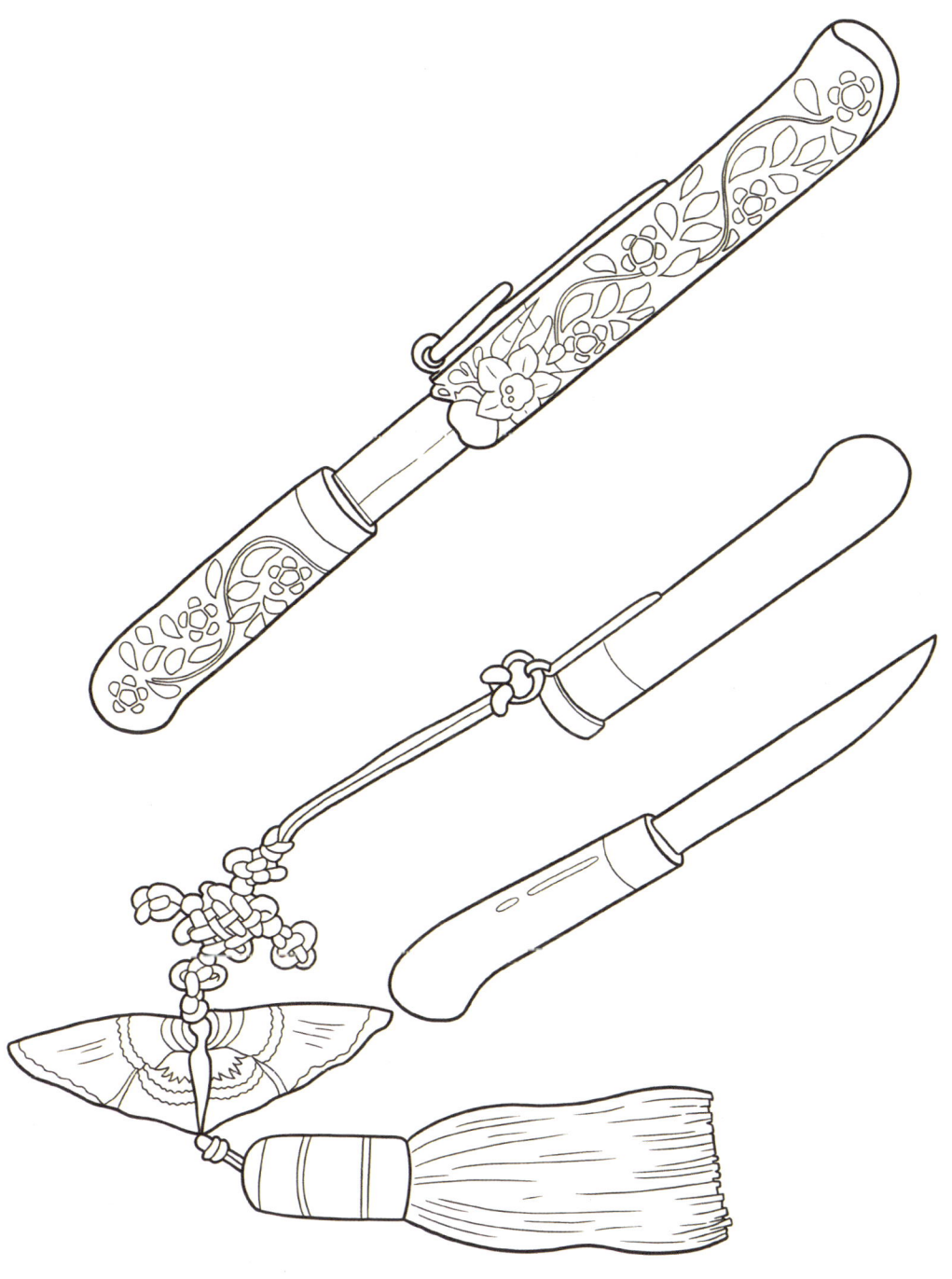

복주머니

복주머니는 복을 비는 뜻으로, 주로 정초에 쌀이나 깨·조·팥 따위를 넣어 아이들의 옷고름에 매어 줍니다.

갓

갓은 어른이 된 남자가 머리에 쓰던 의관의 하나로, 가는 대오리로 갓양태와 갓모자를 만들어 붙인 위에 갓싸개를 바르고 먹칠과 옻칠을 한 것인데 갓끈을 달아서 씁니다.

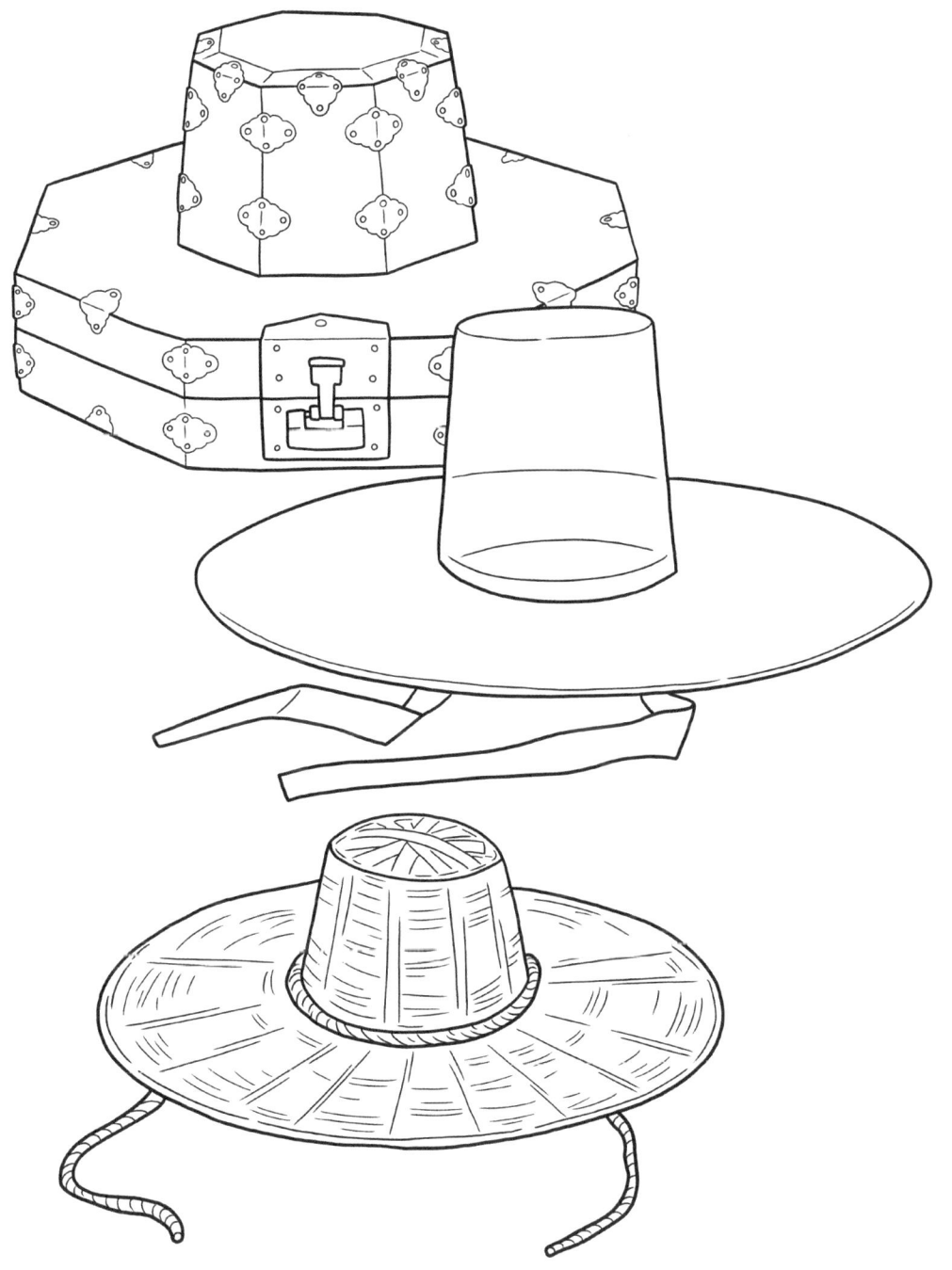

제3장

우리 음식

떡국

떡국은 가래떡을 어슷썰기로 얇게 썰어
맑은장국에 넣고 끓인 음식으로,
주로 설날에 먹습니다.

오곡밥과 나물

오곡밥은 찹쌀에 기장·찰수수·검정콩·붉은팥의 다섯 가지 곡식을 섞어 지은 밥으로, 대개 음력 정월 보름에 지어 나물 등과 함께 먹습니다.

송편

송편은 멥쌀가루를 익반죽하여 팥·콩·밤·대추·깨 따위로 소를 넣고 반달이나 모시조개 모양으로 빚어서 솔잎을 깔고 찐 떡으로, 흔히 추석 때 먹습니다.

비빔밥

비빔밥은 고기나 나물 따위와
여러 가지 양념을 넣어 비벼 먹는 밥을 말하며,
특히 전주비빔밥이 유명합니다.

구절판

구절판은 팔각형의 찬합에 각각의 여덟 가지 음식을 담아 밀전병에 싸서 먹습니다.

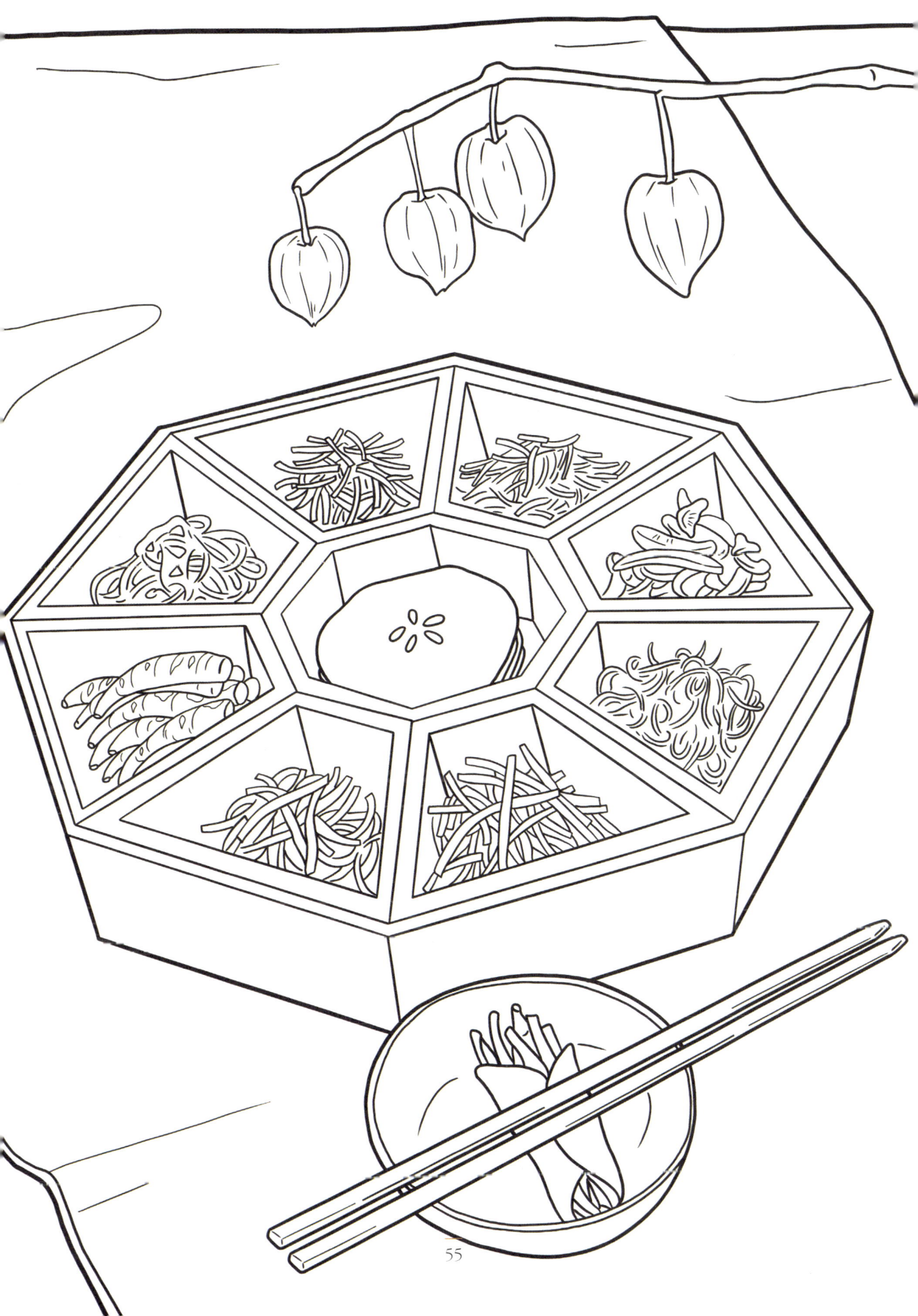

동지팥죽

동지팥죽은 동짓날에 찹쌀 새알심을 넣고 쑤어 먹는 팥죽으로,
액을 막고 잡귀를 쫓는다고 하여 대문에 뿌리기도 했습니다.

약과와 식혜

약과는 꿀과 기름을 섞은 밀가루 반죽을 판에 박아서 모양을 낸 후 기름에 지진 과자로, 속까지 검은빛이 납니다.

식혜는 엿기름을 우린 웃물에 쌀밥을 말아 단지에 넣어 더운 방에 삭히면 밥알이 뜨는데, 거기에 설탕을 넣고 끓여 차게 식혀 먹습니다.

다식과 수정과

다식은 녹말·송화·신감채·검은깨 따위의 가루를 꿀이나 조청에 반죽하여 다식판에 박아 만듭니다.

수정과는 잘게 다진 생강과 계핏가루를 넣어 달인 물에
설탕물이나 꿀을 타서 식힌 다음
곶감을 넣고 잣을 띄워 먹습니다.

제3장

우리 놀이

농악놀이

농악놀이는 일반적으로 농부들 사이에서 행해지는 우리나라 고유의 음악입니다. 나발·태평소·소고·꽹과리·북·장구·징 따위를 불거나 치면서 노래하고 춤추며 때로는 곡예를 곁들이기도 하며, 전북 익산·임실의 풍물놀이는 국가 무형 문화재 제11호입니다.

쥐불놀이

쥐불놀이는 정월 대보름의 전날에 논둑이나 밭둑에 불을 붙이고 돌아다니며 노는 놀이로, 특히 밤에 아이들이 기다란 막대기나 줄에 불을 달고 빙빙 돌리며 노는 것을 말합니다.

차전놀이는 음력 정월 대보름날에 하는 민속놀이의 하나입니다. 경상북도 안동에서는 두 편을 나누어 동채에 탄 장수의 지휘 아래 수백 명의 장정이 동채로 상대편을 공격하여 상대편 동채를 먼저 땅에 닿게 한 편이 이기는 놀이입니다.

투호는 일정한 거리에서 화살을 던져
병 속에 많이 넣는 수로
승부를 가리는 놀이입니다.

제기차기

제기차기는 엽전이나 그와 비슷한 것을 종이나 헝겊에 싼 다음 나머지 부분을 먼지떨이처럼 여러 갈래로 늘여 만든 장난감을 발로 차면서 노는 놀이로, 발로 받아 땅에 떨어뜨리지 않고 많이 차는 사람이 이깁니다.

사방치기

사방치기는 땅바닥에 여러 공간을 구분해 그려 놓고, 그 안에서 납작한 돌을 한 발로 차서 차례로 다음 공간으로 옮기다가 정해진 공간에 가서는 돌을 공중으로 띄워 받아 돌아오는 아이들 놀이의 하나입니다.

팽이치기는 둥글고 짧은 나무의 한쪽 끝을 뾰족하게 깎아서 쇠구슬 따위의 심을 박아 만든 아이들의 장난감인 팽이를 채로 쳐서 돌리는 놀이입니다.

한 권의 색칠놀이를 마친 소감을 글이나 그림으로 남겨보세요.